AF332201

La Coqueluche

Peut=on prévenir la Coqueluche ?

NON !

Peut=on guérir la Coqueluche ?

OUI !

CLERMONT-FERRAND

IMPRIMERIE MODERNE, Mme A. DUMONT, D^{ce}

15, RUE DU PORT

1923

LA COQUELUCHE

La **Coqueluche** (1) est une maladie **infectieuse, contagieuse**, qui atteint de préférence les enfants (2). Suivant sa gravité on lui donne les noms de **Coqueluchette, Coquefuche** ou **Hypercoqueluche**. Elle se traduit par un catarrhe léger des voies respiratoires, des quintes de toux violente, plus ou moins espacées et prolongées, suivies de vomissements accompagnés de matières visqueuses et filantes.

Contrairement aux fièvres infectieuses, elle n'a point **d'évolution cyclique**, et sa durée peut varier de 1 à 3 mois, se prolonger même pendant 6 mois.

La Coqueluche ne semble pas avoir été connue dans l'antiquité, nous n'en trouvons aucune description dans les écrits des médecins grecs et romains. Au moyen âge elle fut confondue très longtemps avec la grippe et ce n'est qu'au XVIIᵉ siècle que Thomas WILLY (1682) et SYDENHAM (1670) différencièrent nettement la GRIPPE de la COQUELUCHE.

Cette affection a été depuis étudiée et décrite dans tous ses détails par bien des médecins, en particulier par TROUSSEAU.

Les récents travaux de BURGER, AFANASSIEW et RITTER nous permettent d'affirmer que cette ma-

____

(1) Pertussis, Tussis, convulsiva (KENCHUSTEN ALL.) Pertosse (ital.) tos ferina (espagn.)

(2) Les adultes, les vieillards peuvent aussi contracter cette maladie.

ladie est due à un microbe spécial (et d'après ces auteurs le germe de la **coqueluche** résiderait surtout dans l'air expiré).

Outre la période d'incubation on distingue dans la coqueluche 3 phases différentes :

1re période. — Période de début ou catarrhale.
2e période. — Période d'état ou spasmodique.
3e période. — Période de déclin.

La période d'incubation varie suivant les uns de 4 à 10 jours, d'autres lui assignent une durée de 8 jours ; d'après nos observations personnelles elle serait d'environ une semaine.

Durant cette période on observe chez le malade une légère élévation de température pendant les premiers jours, et souvent un commencement de coryza. Mais cet état ne dure pas, et la maladie prend bientôt un autre aspect, et entre dans la période catarrhale.

I. **Période dite catarrhale.** — Même à un praticien exercé, il est assez difficile de diagnostiquer la **Coqueluche** à ce moment-là, elle offre tous les symptômes d'une **bronchite** bénigne.

Tantôt c'est une toux légère avec sibilance dans la poitrine, tantôt l'enfant commence sa maladie par un accès de laryngite striduleuse (BILLET et BARTHEZ).

Quoi qu'il en soit, l'enfant semble souffrir d'un rhume vulgaire, il **tousse plus** ou moins fréquemment, il a des râles disséminés de **bronchite,** une légère oppression, de la fièvre, moins d'appétit, un sommeil agité.

Cette période est généralement courte, et il est rare qu'elle se prolonge au delà du dixième jour.

Si le médecin a cru se trouver en présence d'une bronchite, le doute ne lui sera plus permis devant l'apparition des quintes de toux spéciales à la **Coqueluche**.

II. Période d'état ou spasmodique. — C'est la période la plus dangereuse et pendant laquelle on doit surveiller attentivement le malade.

Les quintes deviennent de plus en plus longues et fréquentes (on a vu des malades en avoir jusqu'à 60 et 80 par jour), la fièvre augmente, le malade s'affaiblit à vue d'œil. TROUSSEAU a très bien décrit l'état des coquelucheux pendant cette période.

Les malades se plaignent souvent d'une douleur assez vive au-devant de la poitrine, d'un chatouillement, d'un picotement dans le larynx et dans la trachée qui les sollicitent à tousser. En vain essaieraient-ils de résister à ce besoin, ils ne réussiraient qu'à retarder la crise sans pouvoir l'empêcher. Alors la toux convulsive fait explosion. Les mouvements expiratoires se succèdent rapidement chassant tout l'air de la poitrine sans donner au malade le temps de respirer, les veines du cou et de la face se gonflent, les paupières se tuméfient, les yeux s'injectent de sang, une sécrétion abondante de larmes a lieu, les joues, les oreilles sont congestionnées, et le malheureux patient tombe dans un état de pâmoison qui va quelquefois jusqu'à la syncope complète. . . . . .

. . . .

Cet état peut durer longtemps. Peu à peu cependant, s'il ne survient aucune complication, les accès et les quintes disparaissent, et la maladie entre dans la troisième période ou période de déclin.

III. **Période de déclin.** — Dans cette période le malade entre pour ainsi dire en convalescence : les quintes deviennent plus rares, la fièvre disparaît, le malade peut garder les aliments ; il est sauvé.

D'après ce qu'on a pu lire, on voit que la **Coqueluche** n'est pas une maladie bénigne, mais toujours une affection grave qui demande à être traitée dès le début.

Les statistiques de la ville de Paris nous révèlent une mortalité de 6.079 enfants en l'espace de 14 ans, et sur 100 cas de coqueluche, 43 suivis de mort.

D'après JONHSTON, la **Coqueluche** enlèverait aux Etats-Unis plus de 100.000 enfants tous les 10 ans.

Parmi les complications de la **Coqueluche**, nous devons signaler en premier lieu la **pneumonie**, la **broncho-pneumonie** et la **tuberculose.**

Ces affections mortelles chez les enfants ont souvent pour origine une **Coqueluche** négligée ou mal soignée.

On entend dire journellement : « Il n'y a pas de remède contre la **Coqueluche**, il faut que la maladie suive son cours. » Pendant longtemps il est vrai, la médecine s'est déclarée impuissante à guérir cette redoutable affection.

Tant que l'on a ignoré la nature de la **Coqueluche** et les causes qui la déterminaient on a pu croire avec raison que médicaments et soins étaient inutiles, mais du jour où les travaux de BURGER, AFANASSIEW et RITTER ont démontré que cette maladie était de nature **microbienne**, les recherches se sont tournées d'un autre côté, et il n'y avait plus qu'un pas à faire pour trouver l'antiseptique capable de détruire le **microbe de la Coqueluche.**

Seul le traitement DELACROIX est basé sur cette méthode scientifique et rationnelle. Il se compose d'une poudre et d'un sirop et constitue un traitement ininterrompu.

Le sirop est destiné à calmer les quintes les plus violentes et à procurer à l'enfant un sommeil calme et réparateur. Il permet au malade de garder ses aliments, et par conséquent l'empêche de dépérir.

La poudre DELACROIX est composée d'antiseptiques assez puissants pour arrêter le développement du microbe et le tuer.

Comme complément du traitement, il est bon de donner aux enfants une cuillerée à café d'huile de ricin tous les matins à jeun, ou une cuillerée de sirop d'ipéca pendant quelques jours pour aider à l'évacuation des mucosités bronchiques. Donner par petites quantités de la tisane de bourgeons de pins, d'eucalyptus, thym, etc., etc.

Faire dans les locaux habités par les coquelucheux et surtout dans les chambres, des fumigations de goudron, phénate de soude, bourgeons de pins, etc., etc.

Pour tous renseignements, s'adresser :

à M.-L. ROBIN, Pharmacien

Rue du Port, 42, Clermont-Fd (en face l'Eglise)

SEUL DÉPOT DU TRAITEMENT DELACROIX

ATTESTATIONS : N..., rue du Port, 2 enfants, 5 et 7 ans, guéris en 5 jours.

X..., rue Ballainvilliers, enfant de 10 mois, Amélioration dès le 2e jour.

X..., rue de la Boucherie, enfant de 3 ans, guéri en 10 jours.

X..., rue Neyron, enfant de 5 ans. Guérison au bout de 7 jours. Etc., etc.

HYGIÈNE ET ALIMENTATION

Les **Coquelucheux** doivent être soumis à une hygiène spéciale. S'il y a complication de **bronchite** il faut obliger les malades à garder la chambre. Il faut que le local habité par le malade soit spacieux, bien aéré, et maintenu à une bonne température (18°). Eviter de sortir par le mauvais temps. Eloigner d'eux toutes les causes de quintes : jeux violents, passage subit de l'air chaud à l'air froid, refroidissement d'une partie quelconque du corps. Dans les accès de quinte, aider à l'expectoration des mucosités à l'aide des doigts ou d'un petit écouvillon de coton hydrophile.

Faire porter à l'enfant des vêtements chauds, amples et légers en même temps. Eviter de lui serrer le cou.

Si les quintes sont fréquentes donner à l'enfant immédiatement après l'accès un peu de nourriture appropriée à son âge ; lait, œufs, purée ou jus de viande, peptone délayée dans un peu de bouillon gras ou de Bordeaux. Pas de potage.

Si l'enfant rejette les aliments, le nourrir artificiellement avec des lavements composés de peptone, jaune d'œuf et lait bouilli.

Dès que l'enfant entre en convalescence donner des reconstituants. Nous recommandons spécialement **l'huile de foie de morue Jackson** et le **Phosphoglycérate granulé Robin.**

Phosphoglycérate

(GRANULÉ)

Préparé par

Michel-Louis ROBIN

N. B. — Le terme rigoureusement scientifique de notre préparation est **Phosphoglycérate Granulé.**

Les magnifiques travaux de M. le Dr ROBIN ont récemment appelé l'attention du monde médical sur les merveilleuses propriétés des **PHOSPHO-GLYCÉRATES.**

Les **Phosphoglycérates** appelés aussi **Glycéro-phosphates** ou **Glycophosphates** résultent de la combinaison de l'acide glycérophosphorique avec la chaux, la soude, la potasse, le fer, etc., etc.

Des communications faites aux Académies des Sciences et de Médecine et des expériences nombreuses faites dans les hôpitaux, il résulte que le **Phosphoglycérate** de **CHAUX** et de **SOUDE** est le meilleur reconstituant du système nerveux sur lequel il agit comme stimulant en accélérant la nutrition générale.

Son emploi est indiqué dans les cas de **neuras-thénie, phosphaturie,** névralgie et migraines (dépendant du système nerveux), ataxie, en un mot contre toute dépression nerveuse. Il remplace avantageusement les phosphates dans les affections du système osseux. Il réussit très bien chez les convalescents, dont il relève rapidement les forces sans jamais fatiguer l'estomac.

Le **Phosphoglycérate granulé** préparé par nous, est dosé à 0,25 de Phosphoglycérate de Chaux **pur** et 0,05 de Phosphoglycérate de Soude **pur** par cuillerée à café.

La dose à prendre est de une à deux cuillerées à café dans de l'eau ou du lait au commencement de chaque repas.

Pour les enfants, une à deux cuillerées à café par jour.

N. B. — Ce précieux médicament peut être pris pendant longtemps, il n'entraîne ni constipation, ni fatigue d'estomac.

(Bien spécifier le flacon ovale dans une boîte ovale)

Prix du flacon :   (en France)

Détail dans toutes les bonnes Pharmacies de France et de l'Etranger

Fabrication et Vente en Gros : M.-L. ROBIN, Clermont-Fd.

Extrait du Bulletin officiel de l'Exposition
Paris 1900 :

« Le Jury, après examen du **Phosphoglycérate granulé** de M.-L. Robin, n'a pu faire que lui accorder la médaille d'or, récompense largement justifiée par les éminents services qu'il rend à des milliers de malades. »

GUÉRISON RADICALE

des

NÉVRALGIES, RHUMATISMES
MAUX DE DENTS, SURDITÉ
BOURDONNEMENTS D'OREILLES

par l'emploi simultané de la

POMMADE et des CAPSULES antinévralgiques de M.-L. ROBIN

La **NÉVRALGIE** se présente sous des formes si différentes qu'il est très difficile pour ne pas dire impossible d'en donner une définition générale bien exacte. Très rares sont les personnes qui n'ont pas été affligées de cette triste maladie.

Elle est souvent la conséquence de la *constipation*, des *affections de l'estomac*, et en particulier des *digestions difficiles*, du *manque d'hygiène, d'air, d'exercice,* d'une *mauvaise dentition*, de *l'anémie*, etc., etc. D'autre fois aussi elle est provoquée par un refroidissement d'une partie quelconque du corps, et c'est quand elle affecte la tête qu'elle est particulièrement douloureuse.

La **NÉVRALGIE** a son siège dans les nerfs du système cérébro-spinal. Tantôt elle part du tronc vers les rameaux nerveux (névralgie ascendante), tantôt elle suit un parcours inverse (névralgie descendante).

Elle détermine des douleurs sourdes ou aiguës, elle a des accès tantôt réguliers, tantôt intermittents ; elle peut disparaître pendant des jours, des semaines, des mois et réapparaître au moment où on s'y attend le moins, quand le nerf fonctionne pour une raison quelconque.

Dans tous les cas que la *névralgie* soit rhumatismale, qu'elle provienne de l'anémie, de la constipation ou de quelque autre cause que ce soit, notre traitement a été combiné de telle sorte qu'il apporte toujours un soulagement immédiat et, par la suite, une guérison radicale. Il a déjà fait ses preuves et les milliers de guérisons que nous avons obtenues nous ont valu les approbations les plus élogieuses.

Le traitement se compose de :

1º — **Pommade Antinévralgique.** — Si la névralgie affecte spécialement une partie de la tête, la pommade doit être appliquée le soir, en couche légère, sur la grosseur placée derrière l'oreille, du côté de la partie malade ; si au contraire elle affecte toute la tête, l'application doit se faire derrière les deux oreilles ; dans toute autre partie du corps que la tête, l'application se fait de la même manière mais alors sur le siège du mal ; *recouvrir toujours de coton.* Dès que la pommade a produit son effet, c'est-à-dire, 10 à 12 heures après son application, il faut laver soigneusement l'endroit où on l'a appliquée avec de l'eau bouillie tiède ou de l'eau boriquée, et saupoudrer avec de l'amidon. Ne jamais mettre de corps gras.

Il est nécessaire d'attendre six ou huit jours avant de renouveler cette application dans le cas où la première n'aurait pas suffi. La **Pommade ROBIN Antinévralgique** est un remède nouveau que ne peuvent remplacer l'antipyrine, la quinine, le pyramidon et les autres remèdes préconisés jusqu'à ce jour.

Il y a de nombreux avantages à remplacer les vésicatoires, Mouches de Milan, etc., par la **Pommade ROBIN**. L'effet en est beaucoup plus rapide et plus sûr. De plus elle agit sans douleur, l'application en est propre et commode ce qui lui a conquis la faveur et des Médecins et du Public.

Les diabétiques ne doivent point faire usage de cette pommade, nous avons créé pour eux une pommade spéciale.

2° — **Capsules Antinévralgiques.** — Prendre 2 capsules le matin à jeun et 2 le soir au coucher dans une infusion de tilleul ou de feuilles d'oranger.

3° — **Tisane Familia.** — Thé laxatif, diurétique et dépuratif, se prend le matin à jeun, jusqu'à guérison complète, en infusion.

Le traitement complet sera envoyé franco contre un mandat de 10 francs.

N.-B. — La **Pommade ROBIN** peut être expédiée par la poste.

Le succès toujours croissant de notre pommade a fait naître bien des imitations, aussi ne faut-il accepter comme VRAIE que la Pommade ANTINEVRALGIQUE ROBIN, et rejeter les autres qui au lieu d'apporter une guérison immédiate, ne font souvent qu'aggraver la maladie. **Vendue en boîtes forme losange, elle se trouve dans toutes les bonnes pharmacies.**

Nous prions les personnes qui auraient été guéries par notre traitement, de le propager et de répandre dans le cercle de leurs amis cette brochure et sommes toujours très reconnaissants à ceux de nos clients qui nous envoient leurs observations.

EVACUANT ROBIN*

La Constipation !
Voilà l'ennemi !

Avoir constamment dans sa poche sous le volume le. plus **réduit** et sous la forme d'une **délicieuse pastille** (qu'on peut prendre impunément à toute heure du jour ou de la nuit) le **Laxatif** le plus **doux**, le plus **sûr** et le plus **inoffensif**, n'est-ce pas avoir la meilleure arme contre la **CONSTIPATION** ?

La **CONSTIPATION**, cette grande maladie de notre époque est la conséquence de notre genre de vie. Elle étend ses ravages à toutes les classes de la société. Depuis son berceau jusqu'à l'extrême vieillesse l'homme paie son tribut à cette triste affection.

La **Constipation** est la source de nombreuses maladies, qui, si elles ne sont point mortelles, suffisent à empoisonner notre existence : Migraines, Névralgies, Congestions, Entérite, Hémorroïdes, etc., etc.

On a souvent répété, et à juste titre, que pour bien se porter, il fallait « **assurer la liberté DU VENTRE** », aussi quels moyens n'a-t-on pas employés pour combattre la **CONSTIPATION** ?

Le traitement préconisé par les hygiénistes, et sans contredit le meilleur, consiste dans un changement complet de ses habitudes et de sa nourri-

---

* Nom déposé conformément à là loi. Le terme « EVACUANT ROBIN » constitue donc notre propriété exclusive.

ture : *Régime Végétarien, vie au grand air, promenades et exercices, massage de l'abdomen, etc.*

Mais quantité de gens pour des raisons différentes, ne voulant ou ne pouvant modifier leur genre de vie, demandent aux médicaments dits « *Laxatifs* » la guérison de la **Constipation** ; c'est alors que commence la série de leurs déboires. Sans faire le procès des nombreux **Purgatifs-Laxatifs** actuellement en usage, il nous est cependant permis de dire que tous ont leurs inconvénients, et qu'aucun ne réalise les conditions voulues et exigées des malades.

L'EVACUANT ROBIN
n'amène point d'irritation intestinale

Si d'une part, les purgatifs salins (*Sulfate de Soude, de Magnésie, Chlorure de Magnésium, Citrate de Magnésie, Eaux minérales purgatives*) amènent un soulagement passager, *ils augmentent, d'autre part, la* **Constipation** *plutôt qu'ils ne la détruisent ainsi que l'a démontré le professeur TROUSSEAU.* Tous les Médecins sont d'accord avec lui pour reconnaître que l'irritation intestinale est d'autant plus grande qu'on fait un usage plus fréquent des purgations salines.

L'ÉVACUANT ROBIN
a un goût délicieux

L'huile de ricin, cette purgation classique, est non seulement répugnante à avaler, mais souvent d'une digestion difficile et sa consistance visqueuse est de nature à éloigner les personnes les moins délicates.

L'ÉVACUANT ROBIN
ne donne ni nausées ni coliques

Nous ne parlerons que pour mémoire de l'Aloës

et de ses préparations à peu près abandonnées aujourd'hui.

Les différents purgatifs appelés *drastiques* : *Jalap*, *Scamonée*, *Eau-de-vie allemande*, *etc.*, présentés sous forme de biscuits, dragées, liqueurs, provoquent chez certains sujets des coliques douloureuses à tel point qu'elles deviennent pour eux un véritable supplice.

L'ÉVACUANT ROBIN
est d'une innocuité parfaite

Le Calomel jouit, il faut le reconnaître, d'une réputation non usurpée ; il est journellement employé surtout dans la Médecine enfantile, mais il est d'un maniement difficile, il ne peut être prescrit que sur Ordonnance, et les précautions qu'on prend quand on l'administre, la salivation mercurielle qu'il provoque parfois, font considérer ce produit comme dangereux.

Quant aux **Laxatifs** proprement dits, plantes ou extraits de plantes : *Cascara*, *Podophyle*, *Rhubarbe*, *Evonymine*, etc., leur action est si douteuse qu'on est obligé, pour obtenir un résultat, de renforcer l'action de ces Laxatifs par l'adjonction d'autres substances telles que : le *Savon*, la *Belladone*, la *Noix vomique*, qui sont loin d'être inoffensives.

Pénétré de ces inconvénients, et profitant de l'expérience acquise par vingt années de pratique pharmaceutique au contact journalier des Médecins et des malades, nous avons pu trouver un **Purgatif-Laxatif** d'un emploi facile, agréable, n'ayant aucun des inconvénients signalés plus haut.

L'EVACUANT ROBIN est le Laxatif idéal

L'EVACUANT ROBIN à base de *Décandrine* est, comme son nom l'indique, un Purgatif qui chasse non seulement la Bile, mais débarrasse l'organisme de toutes ses impuretés. C'est un décongestionnant de 1er ordre. Présenté sous forme de Pastilles d'un goût délicieux, il purge abondamment ou produit seulement un effet Laxatif selon la quantité qu'on absorbe. Ses effets sont doux, sûrs et rapides, il agit sans provoquer de coliques ni de nausées.

Mais il est surtout le **VÉRITABLE REMÈDE de la CONSTIPATION,** qu'elle soit chronique, due à la grossesse, qu'elle provienne de l'atonie des muqueuses gastro-intestinales, ou de toute autre cause. Il ne produit jamais d'accoutumance. Son emploi prolongé fait disparaître pour toujours la Constipation. (Une boîte de 50 pastilles suffit généralement.)

L'EVACUANT ROBIN nettoie l'intestin et peut être considéré comme un excellent antiseptique de tout le tube digestif.

LA CONSTIPATION EST VAINCUE PAR " L'EVACUANT ROBIN "

Son emploi est tout indiqué dans les cas de :

CONSTIPATION	**NEURASTHÉNIE**
MIGRAINES	JAUNISSE
NÉVRALGIES	APPENDICITE
VAPEURS	ENTÉRITE
NAUSÉES	HÉMORROIDES
ÉTOURDISSEMENTS	RHUMATISMES
CONGESTIONS	ARTHRITE
EMBARRAS GASTRIQUES	ROUGEURS
INDIGESTIONS	ACNÉ
DYSPEPSIE	ECZÉMAS
FIÈVRE TYPHOIDE	COUPEROSE
FIÈVRE MUQUEUSE	DÉMANGEAISONS, etc

et, en général, dans toutes les maladies qui résultent de la constipation et proviennent de l'Estomac et Vices du sang.

MODE D'EMPLOI : L'Evacuant ROBIN se prend au moment qu'on juge le plus opportun, mais de préférence le soir, au coucher.

DOSE PURGATIVE : Adultes 4 à 5 pastilles ; Enfants 1 à 2 pastilles suivant l'âge.

DOSE LAXATIVE : Adultes 1 à 2 pastilles ; Enfants 1/2 à 1 pastille.

Fabrication et Vente en Gros et Detail :

M.-L. ROBIN

Pharmacien à Clermont-Ferrand

DÉTAIL. — Toutes bonnes Pharmacies

Maison de Gros. — MICHELAT et SOUILLARD,
2, rue Marché-des-Blancs-Manteaux, PARIS

Un échantillon sera envoyé contre toute demande contenant un timbre pour l'affranchissement.

N. B. — Nous tenons à la disposition des personnes qui voudraient les consulter de nombreuses attestations authentiques.

Imp. Moderne, Clermont-Ferrand.

HÉLIOSINE JACKSON

PHOSPHATÉE

remplace l'Huile de Foie de Morue

Indispensable aux enfants

qui ne peuvent absorber l'huile

elle donne de l'appétit,

relève les forces, fait disparaître les

rougeurs, boutons, dartres, eczémas,

combat énergiquement

la tuberculose,

les maladies consomptives, active

la circulation et

donne **Vigueur, Vie** et **Santé**